DIETA CETOGÉNICA - LA GUÍA DE PÉRDIDA DE PESO PARA PEREZOSOS EN 2020

DESCUBRE LA MANERA FÁCIL DE QUEMAR GRASA CON LA DIETA CETOGÉNICA BAJA EN CARBOHIDRATOS - LA GUÍA COMPLETA PARA PRINCIPIANTES

JULIÁN MANCEBO

información contenida en este documento, incluidos, entre otros, - errores, omisiones o inexactitudes.

ÍNDICE

INTRODUCCIÓN

Estimado lector, en este libro quiero introducirte a un nuevo mundo saludable, rico, y lleno de vitalidad: la dietas cetogénicas o dietas keto. Más que unas dietas son un nuevo estilo de vida que podrás acoger para ser una persona más sana, para tener un mayor control de tu peso, y para destruir toda la grasa acumulada de una forma natural.

En base a lo anterior, en este libro voy a mostrarte: qué son las dietas cetogénicas, qué es el estado de cetosis y la participación del hígado en el mismo, cuáles son los tipos de dietas keto que existen, qué minerales, aceites y vitaminas tienes que cuidar durante tu dieta cetogénica, y por último, ¡recetas!; en primer lugar te regalé varias recetas de aperitivos o snacks saludables para picar entre las comidas, y en segundo lugar, una selección especial de recetas keto, bien sea para desayunar, almorzar o cenar.

Es menester destacar que, este audiolibro sigue un orden lógico que te ayudará a ir avanzando desde los conceptos más básicos y fundamentales de las dietas cetogénicas o del estado de cetosis nutricional en general, hasta las más deliciosas recetas para que puedas comenzar inmediatamente este estilo de vida.

Recuerda que, como en todo estilo de vida, tu cuerpo necesita de un periodo de adaptación, con la finalidad de poderse acostumbrar a dejar de hacer lo que hacía antes, para hacer ahora algo completamente nuevo y diferente; con esto quiero decirte que le des tiempo, que no hagas cambios bruscos y que avances paulatinamente en este estilo de vida.

¿Estás listo para aprender y poner en práctica las dietas keto?

ASPECTOS BÁSICOS DE LA DIETA CETOGÉNICA

*E*n este súper audiolibro sobre las dietas cetogénicas, te mostraremos todo lo que necesitas saber sobre ellas, con la finalidad de que estés completamente preparado para ponerlas en práctica en tu vida cotidiana; sin embargo, debemos comenzar abordando el análisis de los aspectos básicos de este tipo de dieta, dándole respuesta a preguntas como: ¿qué es la cetosis?; ¿qué es la dieta keto?; ¿realmente es beneficiosa hacerla?; ¿cuál es el papel del hígado en este tema?; y otras preguntas más, cuyas respuestas construirán en ti una base sólida sobre las dietas cetogénicas, con la finalidad de ir profundizando en su estudio en todo el transcurso de este libro. ¡Sigue atento!

¿QUÉ ES LA CETOSIS?

El cuerpo humano es como una maquina: necesita de varios componentes ubicados en el lugar correcto y con las medidas y cantidades necesarias para que pueda funcionar correctamente; de forma concreta el ser humano necesita de carbohidratos, proteínas, grasas, agua y vitaminas y minerales, en las cantidades correctas para estar sano, fuerte y bien nutrido; de esa lista, el cuerpo toma a los carbohidratos para obtener de ellos energía.

Los carbohidratos son uno de los tipos de nutrientes, y entran al organismo en forma de glucosa, el cuerpo procesa los necesarios para obtener energía, es decir, los transforma en azúcar en la sangre y el resto lo transforma en grasa... eso es lo que ocurre normalmente en el cuerpo humano, sin embargo, hay unos "atajos" o caminos fuera de esa ruta, que la gente emplea para reducir el azúcar en la sangre y el exceso de grasa producto de los carbohidratos, uno de ellos es la dieta cetogénica.

Este tipo de dieta se basa en disminuir el consumo de carbohidratos y consumir moderadamente las proteínas, con la finalidad de que el cuerpo comience a alimentarse de la grasa que tiene en reserva; todo esto es posible porque la grasa puede ser transformada en cetonas.

El estado de cetosis tiene lugar cuando el cuerpo humano comienza a producir cetonas para alimentarse de energía, a partir de las grasas que tiene al alcance.

¿Quieres saber qué son las cetonas?; ¿quieres conocer la importancia del hígado en todo este tema? ¡Sigue escuchando!

EL HÍGADO Y SU PAPEL PROTAGÓNICO.

El hígado es el órgano humano especialmente encargado de transformar la grasa en cetonas, con la finalidad de que el cuerpo entero (incluido el cerebro), se alimente de esas cetonas y obtenga energía. Los cuerpos cetónicos o cetonas, son un compuesto orgánico que se forma en el hígado, y constituyen una fuente alterna de energía cuando no hay suficiente glucosa en el organismo. Hay varios tipos de cetonas, estos son: las acetonas, el acetoacetato, y el beta-hidroxibutirato.

Un dato curioso sobre esto es que el cerebro no puede digerir por sí solo la grasa, por ende, el hígado es el protagonista de la historia transformando la grasa en cetonas y que así todo el cuerpo, incluido el cerebro, pueda alimentarse de ellas.

En vista de que el hígado es quien hace todo o la mayoría del trabajo, es evidente que tiene tareas 'extras' o adicionales que cumplir, sin embargo, el hecho de que las tenga no quiere decir que va a sufrir un daño o que se va a ver afectado, por el contrario, no existe evidencia científica que acredite que las dietas cetogénicas ocasionan daños al hígado o al resto del organismo durante la producción de cetonas para proveer de energía al cuerpo humano... solo se debe cuidar de no caer en una dieta hiperproteica, debido a que son éstas las que causan afecciones al hígado.

Solo podemos concluir una cosa: ¡el hígado es lo máximo!

Es importante destacar que el hígado tiene un papel protagónico como convertidor de grasa en cetonas, sin embargo, no debemos confiarnos debido a que, como cualquier cambio alimenticio, debe ser llevado poco a poco y de la mano del conocimiento científico veraz... si eres diabético es menester que consultes con tu medico sobre este tipo de dieta, antes de implementarla.

LA DIETA CETOGÉNICA O DIETA KETO.

La dieta cetogénica es un plan de alimentación o un estilo de vida para muchos, en el que la personas disminuye su consumo de carbohidratos, así como también, comienza a consumir proteína moderadamente, de esta manera se logra que el hígado acceda a la grasa presente en el organismo y comience a transformarla en cetonas, es decir, en energía lista para ser consumida por el cuerpo humano en su totalidad.

Es importante recalcar que muchos nutricionistas alrededor del mundo, consideran que las dietas cetogénicas son una respuesta inteligente a la obesidad... uno de los males más significativos de esta era moderna y sobre todo en América, donde la mayoría de las personas tienen una dieta basada en carbohidratos.

La popularmente conocida como dieta keto se basa en la disminución de carbohidratos y proteínas, debido a que mientras el cuerpo humano esté recibiéndolos se va a alimentar de ellos y no va a acceder a las grasas que tiene acumuladas; entonces, cuando se reduce el suministro de carbohidratos y proteínas, y se aumenta el de las grasas, el hígado, como escuchamos anteriormente, comienza a transformar esa grasa en cetonas, las cuales son moléculas que transportan energía a todo el organismo.

Es menester destacar que el término 'keto' es una palara inglesa que nace de 'Cetosis', es decir, cetosis en castellano.

Un dato curioso de estas dietas, es que anteriormente el estado de cetosis era considerado como una 'enfermedad', sin embargo, poco a poco los doctores alrededor del mundo comenzaron a verlo y a estudiarlo como una solución inteligente y acertada a una gran gama de problemas de salud... derivando, a partir de las evidencias científicas, en la cetosis nutricional.

BENEFICIOS DE PRACTICAR LA DIETA CETOGÉNICA.

En esta sección quiero mostrarte todos los beneficios que puedes obtener si practicas la dieta keto debidamente y consultando, en caso de dudas, a un profesional.

¡Recuerda!, no todos los cuerpos son iguales, por ende, todos los organismos son absolutamente únicos, especiales e inigualables; sin embargo, te dejaré una lista de beneficios comunes para todos los organismos que practican la dieta cetogénica... algunos de ellos son:

- Mayor pérdida de grasa.

Es el principal y más obvio beneficio: ahora el organismo no estará utilizando como combustible a los carbohidratos, sino a las reservas de grasa que tiene al alcance, convirtiéndolas en cetonas para que puedan ser utilizadas como energía; en este sentido, el cuerpo humano comenzará a tomar la grasa y transformarla en energía, lo que, por supuesto, ocasionará la pérdida de grasa subcutánea (la que puedes mover y pellizcar) y la visceral (la que se encuentra alrededor de los órganos internos).

- Disminuye el riesgo de enfermedades.

Otro de los beneficios esenciales de las dietas cetogénicas, es que a través de ellas el ser humano logra reducir los triglicéridos y la presión arterial, mientras que aumenta el porcentaje del colesterol que es denominado "bueno" (HDL y LDL-C) y disminuye el que es catalogado como "malo".

- Mejora la diabetes.

Existen diversas pruebas que han acreditado la veracidad de la utilización de las dietas cetogénicas en la mejoría de la diabetes, como, por ejemplo, en la reducción de la medicación en los pacientes que participaron en dichas pruebas. Si eres una persona diabética no dudes en consultar a tu médico para que te de el 'visto bueno' para utilizar este tipo de dietas.

- Control del apetito.

Las personas que tienen dietas basadas en grasas, en el consumo bajo o moderado de proteínas y el bajo consumo de carbohidratos, tienen un mayor control de su apetito y esto se debe a que sienten más saciedad y consecuentemente menos hambre y ansiedad.

SEÑALES Y SÍNTOMAS DE QUE ESTAS PRODUCIENDO CETONAS Y QUEMANDO GRASAS.

Ahora bien, si hemos puesto en marcha la dieta keto, ¿cómo saber si realmente está funcionando?, ¿cómo ser conscientes de que nuestro cuerpo está tomando las grasas para transformarlas en energía? ¡Sencillo! El cuerpo habla, solo hay que aprender a escucharlo... sigue estas recomendaciones para saber si tu cuerpo está tomando la grasa y transformándola en energía:

- Aliento cetónico.

Cuando comienzas a entrar en un estado de cetosis una de las primeras cosas que podrás notar es el cambio en tu aliento, puede ser un aliento con olor a frutas (denominado afrutado) o con un olor metálico. Este olor suele durar poco tiempo, pero debes esperar a que pase solo, porque no lo puedes quitar con un simple cepillado de dientes.

- Sed constante.

Otro de los primeros síntomas de la cetosis es que va a incrementarse tu deseo de tomar agua, es decir, tendrás una mayor sensación resequedad en la boca y por supuesto, de sed.

- Irritabilidad y mareos temporales.

Si eres una persona que intentará la dieta keto por primera vez, los primeros días de la misma te sentirás un poco irritado y mareado; esto es normal, debido a que tu cuerpo está experimento una disminución del azúcar en la sangre, y a los pocos días debería desaparecer

- Análisis de orina o de sangre.

2

TIPOS DE DIETA CETOGÉNICAS

*E*n esta sección quiero regalarte algunos tipos de dietas cetogénicas, con la finalidad de que puedas conocerlos, aprender de ellos, y tener una idea más acertada de cuál puede ser el tipo de alimentación mejor para ti.

Es menester que tomes en consideración que lo verdaderamente importante no es que uses una dieta estricta para bajar de peso y luego volver a comer cualquier locura, porque del efecto rebote no se escapa nadie, sino que cambies tu estilo de vida, que te ames lo suficiente como para cuidarte y mantenerte siempre saludable… esto no significa que vas a estar toda tu vida en una dieta, significa que vas a cambiar tu estilo de vida toxico a un estilo de vida saludable; esto no quiere decir que jamás volverás a comer comida 'chatarra', o que nunca más podrás caer en un 'antojo', lo que realmente quiere decir es que cambiando tu estilo de vida y teniendo un equilibrio entre lo sano y lo no tan sano, podrás lograr tener una vida saludable, que se notará en ti por dentro y por fuera.

LA DIETA CETOGÉNICA ESTÁNDAR DCE (SKD POR SUS SIGLAS EN INGLÉS).

Standard Keto Diet o en castellano Dieta Cetogenica Estandar; como su nombre lo indica, éste tipo de dieta es un plan de alimentación basado en el estado de cetosis del cuerpo humano, y tiene la finalidad de provocar ese estado en la persona de manera nutricional.

Este plan alimenticio básico o estándar es el más recomendado, y se basa en el aumento de las grasas a un 75%, la disminución de las proteínas a un 20% y la disminución de los carbohidratos a un 5%.

Es importante que cualquier cambio en tu alimentación lo hagas de forma paulatina, con la finalidad de no hacer modificaciones bruscas que vayan a ocasionar un daño en ti.

En vista de que en este tipo de alimentación lo que

más vas a comer son grasas, te dejo una lista de alimentos que contienen "grasas buenas", y que puedes incluir en tu dieta cetogénica estándar:

- Pescado y aceite de pescado.

El pescado le provee al organismo de omega 6 y 3. Una excelente opción es el salmón.

- Aguacate.

El aguacate en sí mismo o sus aceites, contienen grasas beneficiosas para el corazón y el organismo.

- Aceite de oliva.

Una de las formas de utilizarlo es para acompañar ensaladas y vegetales; un beneficio adicional es que el cuerpo absorberá de una manera más fácil las vitaminas A, E, K y D.

- Carne.

Escoge carne orgánica y proveniente de animales alimentados con pasto, ésta es la más saludable.

Recuerda, la proteína debe ser ingerida en poca cantidad.

- Aceite de canola.

Provee al cuerpo de ácidos grasos omega 3.

- Aceite de coco.

Provee al organismo de ácido láurico, un nutriente provechoso para el sistema inmunológico; sin embargo, se trata de una grasa saturada, así que no abuses de él.

LA DIETA CETOGÉNICA CÍCLICA DCC (CKD POR SUS SIGLAS EN INGLÉS).

Cycle Keto Diet o Dieta Cetogénica Cíclica, es una de las variaciones de la dieta cetogénica estándar, y, como su nombre lo indica, varia precisamente en eso: en que se trata de un ciclo... éste tipo de dieta no se basa en una disminución de los carbohidratos y las proteínas de forma indeterminada, sino que se hace por periodos, como, por ejemplo, un consumo alto de carbohidratos y proteínas por 2 días, mientras que los otros 5 se vuelve al incremento de las grasas y a la disminución de los carbohidratos y proteínas.

Lo más beneficioso de este tipo de plan alimenticio, es que es intermitente, y esto, desde el ámbito psicológico, hace que la dieta sea más fácil de cumplir por la persona que la realiza, debido a que tendrá ese día o dos que recompensarán su buena alimentación, activando así los sistemas de recompensan del cerebro.

Adicionalmente, si pones en práctica este tipo de dieta tendrás los siguientes beneficios:

- Mantendrás saludable la flora intestinal.

Uno de los beneficios de los carbohidratos es que mantienen saludable la flora intestinal, por ende, al reducir su nivel de consumo ésta se puede ver afectada; al implementar una dieta cetogénica cíclica, serás capaz de obtener todos los beneficios de la cetosis, pero además estarás cuidando de tu flora intestinal.

- Evitarás que el hígado produzca glucosa.

En primer lugar, debemos conocer que la insulina es

una hormona producida por el páncreas, con la finalidad de controlar el nivel de glucosa en la sangre. Cuando disminuimos las proteínas y los carbohidratos de nuestra alimentación, los niveles de insulina también disminuyen, y así el hígado siente que debe producir glucosa para alimentar al cerebro; sin embargo, cuando entramos y salimos del estado de cetosis, elevamos la insulina y el hígado detiene la producción de glucosa, con lo que se disminuirá el azúcar en la sangre.

LA DIETA CETOGÉNICA ADAPTADA DCA.

Se basa en la misma dieta keto estándar que analizamos anteriormente, pero con una pequeña variación: se añade el consumo de algunos carbohidratos durante el día; algunos especialistas recomiendan hacerlo solo los días de entrenamiento, para que con éste se puedan quemar, mientras que otros expertos afirman que lo mejor es incluirlos en el desayuno, con la finalidad de eliminar la ansiedad y que mediante el ayuno nocturno puedan quemarse.

Se denomina 'adaptada', porque la persona que la lleva a cabo tiene el poder de 'adaptar' el consumo de carbohidratos de acuerdo a su ingesta y gasto energético diario y a sus necesidades en general.

Algunos de los carbohidratos complejos naturales que puedes añadir a tu plan alimenticio DCA, son:

- Plátanos.
- Frijoles.
- Nueces.
- Avena.
- Garbanzos.
- Lentejas.
- Maíz.

LA DIETA CETOGÉNICA ALTA EN PROTEÍNAS.

Como todas las anteriores, la dieta cetogénica alta en proteínas es una variación de la dieta cetogénica estándar, y en lo que se diferencia es precisamente en eso: las proteínas; mientras que en la dieta estándar las proteínas tienen un consumo del 20%, en esta variación seria de 25 a 35%, pero siempre tendrá la característica de que los porcentajes de proteínas y carbohidratos serán considerablemente menores al de las grasas.

Las proteínas son moléculas compuestas por aminoácidos, y tienen una función esencial en el crecimiento, en el mantenimiento de los tejidos del cuerpo humano, en las vitaminas, los jugos gástricos, las hormonas, entre otros; consumir proteínas nos ayuda a:

- Proveer al hígado de aminoácidos.
- Preservar la masa muscular.
- Mantenernos sanos.

Entonces, este tipo de dieta se basa en aumentar un poco la ingesta de proteínas para tener todos los beneficios que describimos anteriormente, pero siempre manteniendo ese porcentaje por debajo de las grasas. Algunos de los alimentos altos en proteinas que puedes comer son los siguientes:

- Pechuga de pavo y de pollo.
- Huevo.
- Avena.
- Almendras.
- Yogur griego.
- Quinoa.
- Filete de ternera.
- Atún.
- Semillas de calabaza.
- Mejillones.
- Carne magra de cerdo.

- Requesón ligth.
- Gambas.
- Leche.
- Soja.
- Cacahuete (también se puede comer su manteca).

LA DIETA CETOGÉNICA SUCIA.

Si tu objetivo es tener una alimentación más saludable, si quieres disminuir tu grasa corporal, si quieres tener más control sobre tu peso y tu apetito, ¡no te recomiendo esta "dieta"! , debido a que realmente no es una dieta, no es un plan de alimentación saludable, no se trata de algo positivo para las personas.

Todas las dietas que hemos observado con anterioridad se basan con ayudar a la persona a entrar en un estado de cetosis nutricional, es decir, provocado, controlado y con finalidades nutricionales, sin embargo, esta "dieta", no tiene esas características... te explico, la edita cetogénica sucia se basa en eliminar algunos alimentos de tu ingesta diaria sin realmente tener control sobre lo que comes y la calidad de lo que comes, por ejemplo, puedes ir a comerte una hamburguesa (no orgánica), con papas fritas y todo el combo, pero entonces le quitas el pan, y ya, esa es la dieta keto sucia.

Una locura ¿no?

Considero que simplemente se trata de un juego con las palabras "dieta cetogénica" o "dieta keto", pero que realmente está animando a las personas a continuar comiendo comida chatarra, a no aprender a comer de forma saludable, a que solo les importe una parte minúscula de lo que comen y le presten 0 atención al resto.

Te recomiendo que pongas en práctica los otros planes de alimentación que aquí te expliqué, que aprendas qué ingerir y qué no, que aprendas a comer de forma sana y que cambies tus hábitos de una manera positiva, con la finalidad de que puedas lograr verte y sentirte saludable, que mejores tu metabolismo, que controles tu peso, y que cumplas tus metas realistas con respecto a tu figura corporal.

¿Estás listo para escoger el plan de alimentación que más se ajusta a ti y así cambiar tu vida?

3

APERITIVOS EN TU DIETA
CETOGÉNICA

*E*n esta sección quiero regalarte algunos aperitivos súper deliciosos que no interferirán con tu plan alimenticio, y que tampoco dañarán el progreso que hayas realizado; la finalidad es puedas prepararlos en cualquier momento con solo unos pocos ingredientes, bien sea para una ocasión especial, como aperitivos saludables para una fiesta, y simplemente para comerlos entre tus comidas principales, bien sea después del desayuno o la cena... ¡mantente atento si quieres conocer estos maravillosos aperitivos keto!

En cada una de las recetas que te mostraré a continuación, colocaré una sección para los ingredientes necesarios y el paso a paso detallado de la preparación, con la finalidad de que comiences a hacerlas ¡ya!

BROCHETAS DE ACELGA, JAMÓN Y QUESO.

Ingredientes a utilizar. Para preparar 9 unidades pequeñas necesitarás:

1. 3 hojas de acelga.
2. 3 lonjas de jamón cocido.
3. 3 lonjas de queso.

Preparación:

1. Lava cuidadosamente las hojas de acelga y déjalas reposando en el agua por 2 minutos.
2. Retira las acelgas del agua y sécalas con mucho cuidado. En este momento tendrás unas hojas de acelgas sumamente tiernas, pero perfectamente manipulables.
3. Coloca la hoja de la acelga y sobre ella la lonja de queso y de jamón.
4. Enrolla.
5. Corta esa porción grande en 3 porciones más pequeñas.
6. ¡Listo para comer!

¿Ves? Se trata de algo súper sencillo, delicioso y lo mejor: ¡saludable! Esta simple comida te provee de: grasas, proteínas de calidad, y un pequeño porcentaje de carbohidratos; adicionalmente, te suministra vitaminas y minerales como: magnesio, potasio, calcio y fibra; y, además, también te provee de agua.

GALLETAS DE AVENA Y SEMILLAS.

Ahora quiero compartirte una receta sencilla y fácil de hacer de galletas nutritivas… tienen un poco más de ingredientes que la receta anterior, pero te prometo que valdrán la pena.

Deja atrás las galletas de mantequilla o de chocolate poco saludables y comienza a aprender a preparar snacks sanos y nutritivos, para ti y toda tu familia. ¡Si quieres aprender a hacerlas sigue escuchando!

Ingredientes necesarios:

- 200 gr de avena molida.
- 2 huevos.
- Azúcar al gusto (1 o 2 cucharadas aproximadamente). Te recomiendo que sustituyas la azúcar procesada por

endulzantes artificiales o naturales como la miel.

- 100 gr de harina de trigo. Te recomiendo que utilices harina integral, de coco o de arroz).
- 100 gr de semillas molidas: lino, chía, girasol, sésamo.
- 10 cucharadas o 100 gr de aceite. Te recomiendo que utilices aceite de oliva o de coco.

De forma opcional puedes agregar los siguientes ingredientes:

- 5 gr de polvo de hornear. Para que queden esponjosas.
- Esencia de vainilla. Solo para darles un toque de dulzura y vainilla.
- 100 gr de coco rallado. Para que sean más nutritivas.

Paso a paso de la preparación:

1. Precalienta tu horno a 250 ºC.
2. En un tazón grande coloca todos los ingredientes secos: la harina, la avena, las

semillas, el coco rallado y el polvo para hornear (esos dos últimos si los vas a utilizar).

3. Si vas a utilizar azúcar refinada o endulzantes artificiales, ¡este es el momento para agregarlos!, y luego comienzas a revolver. Si utilizarás miel como endulzante natural, ve al siguiente paso.

4. Haz una montaña con tu mezcla y luego hazle un agujero en desde la punta hacia abajo (en el centro), allí agregarás todos los ingredientes líquidos: el aceite, los huevos, la miel, y la esencia de vainilla (en caso de que la vayas a utilizar) y luego comienza a revolver todo con tus manos (asegúrate que estén limpias antes de hacerlo).

5. No pares de mezclar hasta tener una masa homogénea.

6. Ahora harás bolitas con la masa, de 20 gr aproximadamente, y las comenzarás a poner planas en una bandeja para hornear. En este paso puedes agregarles unas semillas fileteadas si te provocan.

7. ¡Tus galletas están listas para el horno! Hornéalas a 200 ºC, de 25 a 30 minutos.

8. Al salir del horno puedes agregarle canela en polvo.

9. Déjalas enfriar y ya ¡estarán listas para comer!

Siguiendo los ingredientes necesarios y el paso a paso tal como te lo explico, podrás obtener 35 galletas aproximadamente... para ti solo o para compartir con tus seres queridos.

SEMILLAS DE CALABAZA TOSTADAS.

¿Eres un súper fan de las semillas?, ¿o sientes que simplemente no son para ti? Pues para cualquiera de las respuestas te tengo una opción buenísima: las semillas de calabaza tostadas; si eres un fan de las semillas pues a estas las adoraras, y si, por el contrario, no te gustan mucho, pues estas las vas a amar porque son deliciosas. ¡Te invito a seguir escuchando para que puedas poner en práctica esta receta sencilla y riquísima!

Ingredientes necesarios:

- 1 calabaza.
- Sal y pimienta al gusto. Te recomiendo la pimienta negra molida.

- Aceite. Te sugiero que utilices el aceite de oliva virgen extra
- Las especias que te gusten molidas.

Paso a paso:

1. Lo primero que debes hacer es precalentar tu horno a 180ºC.
2. Mientras el horno se calienta, toma una bandeja para hornear y colócale papel encerado, así ya tendrás la bandeja lista para colocar las semillas.
3. Toma la calabaza y córtala longitudinalmente, así tendrás el interior de la calabaza expuesto y listo para extraerle las semillas.
4. Con la ayuda de una cuchara comienza a extraerle todas las semillas a la calabaza. No te preocupes por ensuciarte las manos, luego las lavas y ya.
5. Coloca agua a hervir y agrégale una cucharada de sal marina.
6. Enjuaga las semillas cuidadosamente con agua.
7. Cuando el agua que pusiste a hervir anteriormente rompa en hervor, agrega ahí

las semillas por 5 minutos. Esto hará que las semillas tomen un sabor saladito.

8. Pasados los 5 minutos, saca las semillas del agua hirviendo con la ayuda de un colador y sécalas con cuidado.

9. Agrega el aceite de oliva a la bandeja, encima del papel encerado que colocaste anteriormente.

10. Coloca las semillas encima de la bandeja, asegúrate de esparcirlas bien y que todas queden untadas de aceite de oliva.

11. Luego de que las semillas estén bien esparcidas por toda la bandeja, si lo deseas puedes agregar un toque de pimienta y la mezcla de especias que más te guste.

12. ¡Listo para hornear! Mete la bandeja al horno… ¡cuidado, que se queman súper rápido!

13. En menos de 10 minutos tendrás tus semillas de calabaza listas, deliciosas y saludables.

Utiliza esas deliciosas semillas como snack entre las comidas o como topping para ensaladas o cremas de verduras. Guárdalas en un envase hermético para que se conserven por más tiempo

APIO CON ACEITUNAS Y ADEREZO DE QUESO.

Aquí te traigo otra receta sencillísima para que no tengas ninguna excusa que te impida seguir la dieta keto, o simplemente dejar atrás el dulce y comer de una manera más saludable; esta vez son los deliciosos palitos de apio, acompañados de aceitunas y aderezo de queso. Veamos la receta:

Ingredientes a utilizar:

- Tallos de apio. Pueden ser unos 10 o 12.
- Queso crema. 225 gr aproximadamente.
- Aceitunas verdes. Te recomiendo las que vienen sin hueso. 50 gr aproximadamente.
- Sal y pimienta al gusto.

Ingredientes opcionales:

- Para agregarle más sabor puedes utilizar: media cebolla, perejil picado y cebollín.
- Pimientos rojos asados. 50 gr aproximadamente.
- Salsa picante al gusto.

Paso a paso:

1. Si utilizarás pimientos u otro ingrediente que necesite cocción, asegúrate de hacerlo de primero.
2. Toma el apio, lávalo y córtale todas las hojitas y el final del tallo.
3. Luego de tener todos los palitos del apio separados del tallo, es momento de que los cortes en el centro y por todo lo largo. Hazles una pequeña incisura ¡sin cortarlos por completo!
4. Toma un tazón y agrega el queso crema, bátelo ligeramente y luego comienza a agregar todos los ingredientes que vas a utilizar, como, las aceitunas, la cebolla, el cebollín, entre otros... ¡no te olvides de la sal y la pimienta!
5. Con una cuchara o una manga pastelera, toma esa mezcla e introdúcela dentro de la abertura que acabas de hacer en el apio.
6. ¡Tus palitos de apio están listos para servir! Si quieres puedes refrigerarlos un poco hasta que sea el momento de comer.

¿Ves? Se trata de una receta super sencilla, saludable, y rica.

HUEVOS RELLENOS CON GUACAMOLE.

Los huevos rellenos son una receta muy sencilla y fácil de hacer para cualquier ocasión, no obstante, con los toques adecuados puede resultar siendo un pasaboca exquisito para una fiesta especial.

Ingredientes para 12 porciones pequeñas:

- 6 huevos.
- 1 aguacate grande.
- ½ tomate rojo. Asegúrate de que esté firme.
- Cebolla fresca.
- Mayonesa.
- Unas gotas de limón.

Ingrediente opcional:

- Camarones cocidos.

Paso a paso:

1. Pon los huevos en agua y luego ponla a

hervir, aproximadamente durante 15-20 minutos

2. Mientras se estén cociendo comienza a preparar el guacamole. Para hacerlo debes pelar el aguacate, sacarle la pepa, colocarlo en un tazón y comenzar a hacerlo puré con un tenedor, luego puedes ir agregando el tomate picadito, un poco de cebolla picada para darle gusto, la mayonesa para darle espesor y unas gotas de limón para evitar la oxidación.

3. Luego de que hayan pasado los 20 minutos, retira los huevos del agua, déjalos reposando para que se enfríen y luego quítales la concha.

4. Luego de tener los huevos cocidos sin concha y el guacamole listo, es momento de que cortes cada huevo por la mitad a lo largo y le agregues, del lado de la yema, el guacamole.

5. Si utilizarás los camarones, puedes colocar 1 camarón cocido encima del guacamole.

6. ¡Listo! A comer.

ENDIVIAS RELLENAS CON AGUACATE, SALMÓN Y QUESO.

Aquí te regalo una receta sencilla, llena de colores y de muchos sabores… ¡mantente atento!

Ingredientes:

- 4 hojas de endivia.
- 80 gr de queso de cabra.
- 100 gr de salmón ahumado.
- 1 aguacate.
- 1 pimiento rojo, puedes escoger si lo quieres dulce o picante.
- Sal, ajo en polvo o granulado, pimienta negra molida, todo a tu propio gusto.
- Un poco de zumo de limón.

Paso a paso:

- Escoge unas hojas de endivias que no estén rotas y que sean frescas.
- Prepara el pimiento rojo: lávalo, sácale las semillas y córtalo en cubos del tamaño de tu preferencia.
- Prepara el aguacate: pélalo, quítale la pepa, y

con la ayuda de un tenedor machácalo tipo puré.

- Toma un tazón y vierte en él el queso de cabra, el aguacate, los pimientos, el salmón, el jugo de limón, la sal, la pimienta y el ajo a tu gusto.
- Es momento de tomar las endivias que seleccionaste en el paso 1, y rellenarlas con la mezcla que hicimos en el paso anterior.
- ¡A comer!

TAZA DE VEGETALES CON UN TOQUE DE SAL.

Ingredientes:

- Escoge los vegetales que más te gusten; pueden ser: zanahoria, champiñones, apio, brócoli, cebolla, tomates, entre otros. ¡Escoge tus favoritos!
- Aceite de oliva.
- Sal y pimienta al gusto.

Ingredientes opcionales:

- Vino blanco.

- Nueces o almendras.

Paso a paso:

- Toma los vegetales, lávalos bien, pela los que lo necesiten y córtalos como más te los prefieras comer, pueden ser en cubos o julianas.
- Coloca el aceite de oliva en un sartén caliente. Si vas a utilizar nueces o almendras, este es el momento de colocarlas… permite que tomen un color dorado y luego retíralas del sartén.
- Luego agrega los vegetales.

Si utilizarás cebolla o cebollín, colócalos primero y cuando estén tiernos comienza a agregar los vegetales que necesitan más cocción, como, por ejemplo, el brócoli y pasados unos minutos, agrega los que necesiten menos cocción.

- Revuelve los vegetales y saltéalos con sal y pimienta a tu gusto.
- Asegúrate de revolver todo bien para que los vegetales queden salteados a la perfección.

- Para finalizar, agrega el vino blanco (si lo vas a utilizar), y revuelve todo bien.
- ¡A disfrutar!

Esto puedes hacerlo como acompañamiento de las comidas, como un plato de comida en sí mismo, o como aperitivo para picar entre comidas... ¿estás listo para hacerlo?

4

LOS SUPLEMENTOS PARA APOYAR TU DIETA CETOGÉNICA

*L*uego de mostrarte todas esas maravillosas recetas, quiero recomendarte el uso de algunos suplementos para contribuir a tu dieta cetogénica; algunos de ellos son:

LOS ELECTROLITOS.

Los minerales son sustancias presentes en la naturaleza y en los alimentos, y son esenciales para las personas, sin embargo, el mismo ser humano no puede producirlas, sino que tiene que tomarlas de otras fuentes como las que ya mencionamos, teniendo como finalidad que el organismo interno funcione de una forma correcta.

Ahora bien, los electrolitos son un tipo de mineral

necesario para: el agua en el cuerpo, el ph de la sangre, la actividad de los músculos y otros procesos del organismo. Los electrolitos se pierden a través del sudor y mediante otros fluidos corporales, por ende, debemos ser conscientes y estar atentos a esa pérdida para poder reponerlos a través de la alimentación.

La importancia de estar pendiente de los electrolitos si has iniciado una dieta keto, se deriva de la perdida de agua del organismo, debido a que los riñones comienzan a retener menos agua y a excretar más de esta; a través de esa agua se pierden los electrolitos y hay que establecer algunas estrategias en la alimentación para recuperarlos.

LAS VITAMINAS DEL COMPLEJO B.

Por las restricciones alimenticias y los porcentajes que se deben cumplir en la dieta keto, a veces es posible que las personas que la están poniendo en práctica tengan una deficiencia de vitaminas y minerales... una de las vitaminas de las que se puede tener deficiencia y de lo que se debe estar atento es de las vitaminas que conforman el complejo B.

El complejo B es un conjunto de 8 vitaminas B, las cuales son:

- Tiamina. Vitamina B1.
- Riboflavina. Vitamina B2.
- Niacina. Vitamina B3.
- Ácido pantoténico. Vitamina B5.
- Piridoxina. Vitamina B6.
- Biotina. Vitamina B7.
- Ácido fólico. Vitamina B9.
- Cobalamina. Vitamina B12.

Algunos de los beneficios de tener niveles óptimos de complejo B, son:

- Mayor control del apetito.
- Evitar las afecciones como la anemia.
- Metabolizar azúcar, proteínas y grasas en la sangre.
- Impedir la debilidad en el cuerpo o muscular.

Si sientes que tienes niveles bajos de complejo B, te invito a que agregues a tu alimentación los siguientes elementos:

- Plátano.
- Semillas de girasol.
- Salmón.
- Leche.
- Lentejas.
- Pescados.

LOS ÁCIDOS GRASOS OMEGA 3.

El omega 3 es un componente esencial en las membranas que rodean cada una de las células del organismo; este tipo de ácido graso es importante porque:

- Aportan energía al organismo.
- Favorece el funcionamiento del corazón.
- Reduce la inflamación.
- Disminuye el riesgo de enfermedad cardiaca.
- Interviene en el buen funcionamiento de los vasos sanguíneos, así como del sistema inmune, endocrino y de los pulmones.

En vista de todos sus beneficios, es importante que siempre estemos conscientes de los niveles de omega 3 en nuestro cuerpo y que cuidemos de no perderlo. Cuando existe un desequilibro con respecto al omega 3, por ejemplo, que el cuerpo tenga más omega 6 y una deficiencia de omega 3, el cuerpo comienza a hincharse.

El omega 3 se encuentra en alimentos como:

- Los pescados y mariscos.
- La leche.
- Las semillas y las nueces.
- Las bebidas a base de soya.
- Aceites de plantas.
- Los huevos.
- El yogurt.

LA VITAMINA D.

La vitamina D es un compuesto químico que se encuentra en el sol y en algunos alimentos, y el mismo no puede ser producido por el organismo humano, por ende, las personas deben exponerse al sol para que el cuerpo pueda ser capaz de producir esta vitamina, o ingerir determinados alimentos o suplementos, con la finalidad de poder cubrir la cuota necesaria de vitamina D que su cuerpo necesita para estar sanos.

Esta vitamina es muy importante debido a que:

- Ayuda a absorber el calcio.
- Tiene una participación esencial en el sistema inmunológico.
- Ayuda al funcionamiento del sistema muscular.
- Ayuda al sistema nervioso a mantenerse sano.

La vitamina D es tan importante que su deficiencia en el organismo puede producir raquitismo y osteoporosis.

Algunos de los alimentos que puedes consumir para aumentar la vitamina D en tu cuerpo son:

- Los lácteos, como, por ejemplo, la leche, el yogurt, la mantequilla, el queso.
- Los champiñones.
- Los huevos.
- Los pescados y los aceites de pescado.

EL ACEITE DE MCT.

Medium chain triglycerides (MCT) o en castellano: triglicéridos de cadena media, son tipos de grasas saturadas que son absorbidas de una forma fácil o sencilla por el organismo. El aceite de MCT, es un tipo de triglicérido de cadena media, que se consigue a través de la pulpa de los cocos, y puedes conseguirlo en suplementos alimenticios, algunos incluso sin olor y sin sabor.

Este tipo de aceite es beneficioso si estas en una dieta cetogénica, porque:

- Se trata de grasas "buenas" altas en calorías.
- Eliminan los antojos.
- Le proveen a la persona de una sensación de saciedad.
- Evita la acumulación de grasa en el cuerpo.

Diferente a otros compuestos que hemos analizado en esta sección, el aceite de MCT generalmente se consume a través de suplementos y no de comidas, por ende, te recomiendo que busques un aceite de MCT de calidad y que lo utilices como acompañante de tus comidas regulares.

LAS ENZIMAS DIGESTIVAS

Las enzimas digestivas son moléculas, formadas naturalmente por el cuerpo humano, necesarias para una sana digestión, debido a que estas moléculas se encargan de romper los polímeros de los alimentos en moléculas mucho más pequeñas, y que así puedan digeridas con más facilidad por el organismo.

Las enzimas tienen funciones diferentes y específicas, tales como:

- El transporte de los nutrientes.
- La purificación de la sangre.
- La eliminación de los desechos toxicos del organismo.
- La alimentación adecuada del cerebro.

Estas moléculas son producidas naturalmente por el organismo, sin embargo, cuando hay deficiencia de ellas puedes consumir suplementos que le ayuden a tu organismo a sobreponerse.

LAS CETONAS EXÓGENAS.

¿Recuerdas lo que hablábamos de las cetonas unos capítulos atrás?, pues bien, éstas cetonas son iguales a las que produce el hígado naturalmente en estado de cetosis, pero con la diferencia de que son exógenas, es decir, creadas fuera del organismo y producidas mezclando las cetonas con sustancias de alcohol para que puedan ser bebidas por las personas.

Algunos de los beneficios del uso de estos suplementos son:

- Acelera la utilización de la grasa como energía, es decir, la quema de grasa corporal.
- Como consecuencia de lo anterior, incrementa la rapidez de la pérdida de peso y aumenta la energía.
- Mejora el ánimo y el sueño.
- Ayuda a la persona a controlar su apetito.
- Reduce la inflamación.

5

SELECCIÓN ESPECIAL DE RECETAS CETOGÉNICAS

*P*ara finalizar este audiolibro, quiero regalarte una sección única con recetas deliciosas, saludables y que te ayudarán a iniciar en este estilo de vida cetogénico de una forma súper fácil. La intención es que aprendas a realizarlas perfectamente, que sigas las receta pero que también le imprimas tu toque personal y de creatividad, y que puedas comenzar desde ya en este estilo de vida saludable.

¡Cambia tu forma de comer y cambia tu vida!

CETOPIZZA.

Ingredientes necesarios para hacer la masa:

- Queso mozzarella. 70 gr.
- Queso crema. 50 ml.
- Queso parmesano. 70 gr. Puedes comprar el que viene ya rayado o comprarlo entero y luego rayarlo para que quede muy fino.
- 4 cucharadas de aceite de oliva. Te recomiendo el extra virgen.
- 1 huevo.
- Aislado de proteína sin sabor. 50 gr.
- Media cucharadita de polvo de hornear.
- Media cucharadita de ajo. Puedes escoger entre el ajo que viene en polvo o granulado.
- Media cucharadita de especias. Te recomiendo albahaca y orégano.
- Media cucharadita de sal o al gusto.

Ingredientes imprescindibles para el relleno:

- Salsa de tomate natural, es decir, sin azucares añadidas ni edulcorantes. 4 cucharadas.
- 2 huevos.
- Salchicha. 230 gr. Te recomiendo la italiana.
- Tocineta bien picada. 120 gr.
- Queso cheddar. 230 gr.
- Queso crema. 125 ml.

Ingredientes opcionales para esparcirles un poco por encima cuando ya esté lista:

- Pimienta negra molida.
- Especias picantes.
- Pesto.

Paso a paso:

1. Precalienta tu horno a una temperatura entre 180ºC y 190ºC.

- Primero haremos la masa:

1. Tamiza todos los ingredientes secos para la masa en un tazón y luego revuélvelos bien.
2. Haz un agujero en el centro de los ingredientes secos mezclados, y comienza a agregar los ingredientes líquidos.
3. Revuelve los ingredientes líquidos con los secos.
4. No pares de mezclar hasta tener una mezcla homogénea. No te preocupes si queda un poco dura, es normal en este tipo de masas.

- Luego de hacer la masa es momento de aplanarla y hornearla:

1. Toma una bandeja para el horno y coloca encima de ella papel parafinado.
2. Coloca la masa sobre el papel y estirala hasta obtener una forma redonda de 20 a 25 cm. ¡Deja volar tu creatividad!, si quieres dividirla en 2, 4, o más partes iguales, puedes hacerlo y así obtendrás más pizzas pequeñas.
3. Introduce la bandeja con la masa al horno y procede a hornearla durante 10 minutos hasta que quede con una tonalidad suave de dorado.

- Es hora de agregar al relleno:

1. Pasados los 10 minutos y que tu masa tenga ese hermoso color dorado claro, sácala del horno y comienza a colocar todos los ingredientes para el relleno que te enliste anteriormente

- Vuelve a hornear:

1. Luego de haberle agregado el relleno, es

momento de volverla a introducir en el horno; en esta oportunidad debes dejarla cocinar hasta que esté lista, una forma de saberlo es esperar hasta que el queso ubicado encima de la pizza se haya derretido.

SORPRESA DE JAMÓN Y HUEVO.

Ingredientes esenciales:

- Queso mozzarella picado en trozos. 50 gr.
- Jamón serrano. 2 rebanadas.
- 2 huevos.
- Cebolla bien picada. 50 gr.
- Mantequilla.
- Sal y pimienta al gusto.
- Perejil.
- Envases de aluminio desechables para hornear o moldes para ponquesitos o cupcakes.

Paso a paso:

1. Lo primero que debes hacer es engrasar tu molde con mantequilla.
2. Luego comienza a cubrir la pared de cada

agujero del molde con una rebanada de jamón serrano.

3. En un tazón echa los huevos y comienza a batirlos, agrega la cebolla, el perejil, y el queso mozzarella, y luego salpimienta según tus gustos.

4. A continuación, vierte un poco de la mezcla en cada espacio del molde, donde antes colocaste el jamón serrano. Vierte la mezcla de los huevos hasta llegar al borde de cada agujero.

5. ¡A hornear! Introduce el molde al horno por un tiempo aproximado de 25 a 30 minutos, con una temperatura de 180°C. ¡No dejes que se quemen! Miralos cada 10 minutos para asegurarte de que estén bien.

6. ¡Sírvelos y a comer!

FRITTATA DE QUESO Y HONGOS.

- Ingredientes para la frittata:
- 10 huevos.
- Las hojas verdes que más te gusten. 120 gr.
- Perejil. 1 cucharada.
- Los hongos que más te gusten. 450 gr. Te

sugiero que utilices champiñones.

- Cebollín. 6 ramas.
- Queso rallado. 250 gr. Te recomiendo que escojas un queso que se derrita con el calor.
- Mayonesa. 200 gr.
- Mantequilla. 110 gr.
- 1 cucharada de pimienta. Te sugiero que utilices la pimienta negra molida.
- 1 cucharada de sal.

* * *

- Ingredientes para la vinagreta:
- 1 cucharada de vinagre de vino blanco.
- 4 cucharadas de aceite de oliva extra virgen.
- Media cucharadita de sal.
- Un cuarto de cucharadita de pimienta negra.

Recuerda que esta preparación es para varias personas.

Paso a paso:

1. Precalienta tu horno a 180ºC.
2. Toma una bandeja para hornear y engrásala con un poco de mantequilla. Resérvala, la utilizaras después.

- Lo primero que harás será la vinagreta.

1. Toma un tazón y coloca todos los ingredientes de la vinagreta, revuelve bien y prueba un poco a ver si es de tu gusto.
2. Reserva la vinagreta para que la utilices después.

- Ahora harás la frittata:

1. Lo primero que debes hacer es tomar los hongos y picarlos según la forma que más te guste. Coloca una sartén a fuego medio y agrega la mantequilla; cuando este caliente agrega los hongos y saltéalos hasta que estén dorados.
2. A continuación, pica bien el cebollín y el perejil y luego agrégaselos a los hongos mientras estén calientes. Mézclalos bien.
3. En un tazón aparte agrega los huevos, la mayonesa y el queso, y salpimiéntalo a tu gusto.
4. En la bandeja para hornear que habías engrasado anteriormente, coloca la mezcla de los huevos y de los hongos, revuelve bien para integrar.

5. ¡A hornear! Introduce la bandeja en el horno por 30 o 35 minutos, hasta que tome un color dorado.
6. Cuando los huevos estén cocinados perfectamente, sácalos del horno y permite que se enfríen por unos pocos minutos.
7. Luego sírvelos en un plato con las verduras y la vinagreta preparada.

CHAMPIÑONES RELLENOS.

Ingredientes esenciales:

- Mantequilla. 2 cucharadas.
- Pimentón rojo. 1 cucharada.
- Cebollín. 4 cucharadas bien picadito.
- Tocineta. 230 gr aproximadamente.
- Queso crema. 200 ml.
- 12 champiñones grandes.
- Sal y pimienta al gusto.

Paso a paso:

1. Precalienta el horno a 200ºC.
2. Toma una bandeja para hornear y engrásala con mantequilla.

3. Comienza por la tocineta: pícala y colócala en un sartén caliente con un poco de mantequilla para que tome se vuelva crujiente.

4. Ahora pasa a los tallos de los champiñones: retírales el tallo y pícalos como más te gusten, luego, al igual que la tocineta, pásalos a un sartén caliente con un poco de mantequilla para sofreírlos. Si quieres puedes hacerlo en el mismo sartén de la tocineta. Reserva los champiñones para después.

5. Luego revuelve la tocineta crujiente con los tallos ya sofritos y con el resto de los ingredientes.

6. En la bandeja previamente engrasada coloca los champiñones boca arriba con la finalidad de que quede el espacio dejado por el tallo como el recipiente idóneo para incorporar toda la mezcla de tocineta con los demás ingredientes.

7. Introduce la bandeja al horno y hornéala por aproximadamente 20 minutos.

8. ¡A comer! Cuando ya estén listos sácalos del horno y colócalos en un plato para comer.

CANASTAS DE POLLO.

- Ingredientes para la masa:
- Harina de coco. 60 gr.
- Almendra molida. 350 gr.
- Edulcorantes naturales o artificiales. 2 cucharadas. Te recomiendo no utilizar azúcar refinada.
- Mantequilla. 200 gr.
- Sal. 1 cucharada.

Ingredientes para el relleno:

- Pimentón verde picado finamente. 75 gr.
- Pasta de tomate. 1 cucharada. Te recomiendo que sea lo más natural posible sin azucares añadidas.
- Alcaparras picadas. 1 cucharada.
- Cebolla. 1 grande y pícala bien pequeñas.
- Aceitunas verdes sin hueso y picaditas. 8.
- Tomates rojos. 2. Te recomiendo que sean maduros y que los piques en cubos.
- Pollo. 3 pechugas.
- Ajo. 2 dientes triturados.
- Caldo de pollo. 230 ml.

- Mantequilla. 1 cucharada.
- Aceite de oliva extra virgen. 2 cucharadas.
- Sal. 1 cucharada o a tu gusto.

Paso a paso:

1. Precalienta el horno a 170ºC.
2. Engrasa un molde para cupcake con un poco de mantequilla.

- Primero haremos las canastas:

1. Toma un tazón y vierte la almendra, la sal, y el sustituto de azúcar que hayas escogido utilizar, agrega la mantequilla y revuélvelo todo hasta tener una consistencia homogénea.
2. Luego agrega la harina de coco y empieza a amasar hasta que obtengas una masa con una consistencia suave y fácil de manipular.
3. Trae los moldes que engrasaste anteriormente y coloca la masa en ella hasta hacer un recipiente en el molde.
4. ¡Hora de hornear! Introduce el molde con tus canastas en el horno; hornea por 20 minutos aproximadamente.

5. Retira del horno cuando estén doraditas las canastas y déjalas enfriar.

- Ahora haz el relleno:

1. Coloca un sartén a fuego medio y vierte la mantequilla hasta derretirla.
2. Vierte las pechugas en el sartén para cocinarlas; cuando estén listas sácalas del sartén y déjalas enfriar.
3. Cuando las pechugas estén un poco frías procede a cortarlas en cubos pequeños.
4. En el sartén que utilizaste para el sofrito del pollo, agrega aceite de oliva y comienza a sofreír la cebolla, el ajo, los pimentones, el tomate y deja cocinar por unos minutos; luego agrega el pollo y el caldo y déjalo cocinar un poco más.
5. Por último, incorpora la sal, la pasta de tomate, las aceitunas y las alcaparras.
6. ¡Ya tienes listo el relleno! Procede a rellenar las canastas. Si quieres puedes decorar con unas hierbas o especias.
7. ¡A comer!

POLLO KETO.

Ingredientes fundamentales:

- Especias mexicanas. 2 cucharadas.
- 1 Pimentón verde.
- Aguacate. 2 medianos.
- Queso. 150 gr del que más te guste.
- 1 cebolla.
- Mantequilla. 75 gr.
- Pollo. 650 gr de pechuga.
- Cilantro. 4 cucharadas.
- Lechuga. 300 gr.
- Tomates cherry. 150 gr.
- Crema agria. 200 gr.
- Sal y pimienta al gusto.

Paso a paso:

- Lo primero que debes hacer es tomar los tomates, el pimentón, el aguacate, la cebolla y la lechuga para cortar estos ingredientes como más te gusten.
- Luego, toma la pechuga de pollo y córtala haciendo la forma de palitos pequeños de pechuga.

- A continuación, coloca un sartén a fuego medio, cuando esté caliente coloca la mantequilla y agrega el pollo.
- Posterior a esto, sofríe el pollo y coloca, según tu gusto, la sal y la pimienta.
- Luego de que hayas cocinado la pechuga, añádele el pimentón y la cebolla bien picaditos, conjuntamente con tus especias mexicanas favoritas. En este momento baja la temperatura y sigue friendo por 2 o 3 minutos más, permitiendo que la cebolla y el pimentón se cocinen bien.
- ¡Tú pollo keto está listo! Coloca la lechuga en el plato y coloca el pollo ya preparado encima de ella y como decoración el tomate cortadito, el aguacate en cubos y luego ráyale queso por encima en conjunto con el cilantro y la crema agria.

SOUFFLÉ CIELO.

Ingredientes esenciales:

- 1 limón
- 2 huevos.
- Sal al gusto.

- 4 lonjas de tocineta.

Paso a paso:

1. Toma un tazón para romper los huevos y separar las claras de las yemas.
2. Echa las claras en el tazón y bátelas hasta que estén a punto de nieve. Puedes ayudarte de un batidor eléctrico.
3. Separa las claras a punto de nieve en 2 mezclas iguales y luego colócalas en una bandeja para llevarlas al horno.
4. Cocina la tocineta para que quede crujiente. Puedes hacerlo en un sartén o en un microondas por 2 minuto; asegúrate de sacarle el exceso de aceite o de grasa.
5. Es momento de que coloques las yemas de huevo sobre las claras, hazlo con mucho cuidado. Luego, decora con la tocineta.
6. ¡Listo para hornear! Introduce la bandeja en el horno a una temperatura de 200ºC, durante 3 minutos aproximadamente. Podrás darte cuenta que las yemas están aún líquidas pero cocinadas y las claras han tomado un hermoso color dorado.
7. Pasado ese tiempo, saca la bandeja del horno

y espárcele un poco de sal por encima.

ENSALADA DE PAVO.

Ingredientes necesarios para la preparación:

- Ingredientes para el aderezo:
- Tomates verdes. 50 gr picados.
- Jugo de limón. 2 cucharadas.
- Especias. 2 cucharadas.
- Crema de leche. 2 cucharadas.
- Mayonesa. 125 gramos.
- Crema agria. 125 ml.
- Cilantro picado. 3 cucharadas.
- Ajo. 1 diente triturado.
- Sal y pimienta al gusto.

* * *

- Ingredientes para la ensalada:
- Cebolla morada. Cantidad: 1.
- Jamón de pavo. 450 gr. Te recomiendo que lo compres sin rebanar.
- Rábanos. 450 gr.
- Tomates verdes. 275 gr.
- Aceitunas verdes sin hueso. 100 gr.

- Lechuga. 275 gr.

Paso a paso:

- Lo primero que harás será la vinagreta:

1. Toma un tazón y vierte todos los ingredientes de la vinagreta. Te recomiendo que la dejes reposar para que los sabores se unan de una forma divina.

- Ahora harás la ensalada:

1. Primero, toma las lonjas de jamón y córtalas en cubos.
2. Después, corta las verduras y viértelas sobre un plato o bandeja. Reserva las aceitunas para el paso siguiente.
3. Coloca los cubos del jamón sobre las verduras picaditas y luego vierte las aceitunas; puedes colocarlas enteras o picadas.
4. Por último, toma la vinagreta y échala por encima de la preparación, coloca lo suficiente para que puedas aderezar toda la ensalada.

5. ¡A servir!

ENSALADA CÉSAR AL ESTILO CETOGÉNICO.

Ingredientes fundamentales:

- Ingredientes para el aderezo:
- Cascara rallada de un limón.
- Mayonesa. 120 gr.
- Jugo de medio limón.
- Anchoas picadas. 2 cucharadas.
- Queso parmesano rallado. 2 cucharadas.
- Mostaza. 1 cucharada.
- Sal y pimienta al gusto.

* * *

- Ingredientes para la ensalada:
- Pollo. 350 gramos de pechuga.
- Aceite de oliva extra virgen o mantequilla. 1 cucharada
- Queso parmesano rallado. 50 gr.
- Tocineta. 150 gr.
- Media lechuga romana.
- Sal y pimienta.

Paso a paso:

1. Precalienta tu horno a 200ºC.

- Primero harás el aderezo.

1. Toma un tazón y vierte todos los ingredientes para hacer el aderezo y luego mezcla muy bien hasta tener una mezcla homogénea. Resérvalo en el refrigerador mientras preparas la ensalada.

- Ahora harás la ensalada:

1. Toma una bandeja para hornear y colócale la pechuga de pollo, el aceite de oliva o la mantequilla y luego salpimiéntalo al gusto.
2. ¡Al horno! Hornea durante 20 minutos, de modo que se haya cocinado el pollo en su totalidad. Si en vez de hacerlo en el horno quieres hacerlo en un sartén, siéntete libre de hacerlo.
3. Utiliza un sartén o el microondas para cocinar la tocineta y que la misma quede crujiente.
4. Toma la lechuga y córtala, con la finalidad de

colocarla en dos platos; puedes hacerlo en dos grandes tiras.

5. Cuando el pollo esté listo, pasa a córtalo y a colocarlo sobre la lechuga; luego, añade la tocineta y por último el aderezo preparado con un poco de queso por encima.

PASTEL KETO CON CARNE.

Ingredientes necesarios para la masa:

- Agua. 4 cucharadas.
- Almendras; pueden ser molidas o en harina. 100 gr.
- Harina de coco. 30 gr.
- Bicarbonato de sodio. 1 cucharada.
- Semillas de sésamo. 35 gr.
- 1 huevo.
- Aceite de oliva extra virgen. 3 cucharadas.
- Sal al gusto.

Ingredientes para la cobertura:

- Queso rallado. 220 gr.
- Requesón. 220 gr.

Ingredientes para el relleno:

- Carne de res o de cordero. Medio kilo molido.
- Cebolla blanca. Solo hace falta la mitad de 1.
- Pasta de tomate. 4 cucharadas.
- Ajo. 1 diente triturado.
- Orégano. 1 cucharada.
- Agua. 125 ml.
- Aceite de oliva extra virgen. 2 cucharadas.
- Sal y pimienta molida.

Paso a paso:

1. Precalienta tu horno a 170°C.
2. Toma un sartén y vierte el aceite de oliva; sofríe el ajo y la cebolla.
3. Agrega al sofrito la carne molida, el orégano, salpimiéntalo a tu gusto y continúa friendo por varios minutos.
4. Luego de que la carne esté ligeramente cocida, vierte el agua y luego la pasta de tomate. Continúa sofriendo a fuego bajo por unos 20 a 25 minutos.

- Ahora a preparar la masa:

1. Mezcla todos los ingredientes en un tazón hasta formar una bola.
2. Toma un molde hondo y coloca papel parafinado en el fondo.
3. Extiende la masa sobre el molde y con la ayuda de un tenedor hazle unos huequitos.
4. ¡A hornear! Introduce la bandeja en el horno por 10 minutos.
5. Pasados esos minutos saca la bandeja y colocale la carne y por encima el queso rallado y el requesón.
6. Vuelve a hornear por varios minutos.
7. Tu pastel keto está listo para servir.

LASAÑA ESPECIAL.

Ingredientes esenciales:

- Perejil cortado. 1 cucharada.
- Carne de res molida. 700 gr.
- Cebolla blanca. Cantidad: 1.
- Berenjenas. 500 gr.
- Ajo. 2 dientes triturados.
- Queso tipo ricota. 250 gr.
- Queso mozzarella. 130 gr. rallado.
- Aceite de oliva. 220 ml.

- Vinagre.
- Sal y pimienta molida al gusto.

Paso a paso:

1. Coloca un sartén a fuego medio y agrega el aceite de oliva.
2. Salpimienta la carne molida.
3. Cuando el sartén esté caliente, agrega la carne en él; revuelve y cocina.
4. Cuando la carne esté dorada, incorpora la cebolla y el ajo; continúa cocinando hasta que puedas apreciar que la cebolla se ha vuelto traslucida.
5. Luego, agrega el tomate revuelve bien.
6. Colócale una tapa al sartén y baja el fuego hasta lo más mínimo; más o menos por 12 minutos.
7. A continuación, toma las berenjenas y quítales la piel, luego pícalas delicadamente como más te guste. Déjalas un rato en vinagre para que se les salga un poco su amargura. Toma un poco del aceite de oliva y cúbrelas por cada lado.
8. Posteriormente, toma otro sartén y ponlo a fuego medio; ahí vas a colocar las tiras o

rodajas de la berenjena… debes cocinarlas hasta que estén doradas por ambos lados.

9. Toma un tazón y procede a mezclar el queso mozzarella junto con el requesón. Si quieres puedes añadir un poco de sal y pimienta.

10. Toma un refractario y colócale aceite de oliva; espárcelo por todo el envase, especialmente en el fondo.

11. A continuación, cubre el fondo del envase con la berenjena, una al lado de la otra, luego agrega una capa de la mezcla de queso y requesón, para después hacer otra capa con la carne molida, y, por último, una capa de berenjena.

12. Repite el procedimiento anterior mientras tengas ingredientes y espacio en el envase.; a la capa que cubrirá todo el envase por encima, colócale queso mozzarella.

13. Introduce el envase al horno por 25 minutos, a una temperatura de 155°C.

14. Pasados esos minutos, saca la lasaña del horno, déjala reposar y por último decora con poco de perejil.

CONCLUSIÓN

Querido lector, ¡qué alegría que hayas llegado al final del libro! Ahora sí puedes afirmar que sabes todo lo que se necesita conocer sobre las dietas cetogénicas.

Para rememorar un poco, en este audiolibro tuviste la dicha de aprender sobre: la cetosis nutricional, las cetonas y la participación del hígado, los beneficios de la implementación de las dietas keto, síntomas de que tu cuerpo está en un estado de cetosis; adicionalmente, conociste los tipos de dietas cetogénicas, como: la estándar, la cíclica, la adaptada, la alta en proteínas y la 'sucia', que acordamos que en realidad no es una dieta cetogénica.

En suma a lo anterior, también pudiste aprender sobre las vitaminas, minerales y suplementos necesarios en tu dieta keto, como, por ejemplo: los elec-trolitos, la vitamina D, el omega 3, el aceite MCT, las enzimas digestivas y las cetonas exógenas.

Por otra parte, y para finalizar, pusimos a tu alcance una gran cantidad de recetas sencillas, con pocos ingredientes, y súper saludables, con el propósito de que no encuentres excusas para dejar de imple-mentar este estilo de vida saludable. En primer lugar, te regalamos unas recetas de aperitivos sanos, que puedes utilizarlos para picar entre las comidas, como aperitivos en fiestas o reuniones, o, en más cantidad, como desayunos o cenas keto. En segundo lugar, te proporcionamos una selección especial de recetas keto, como: la cetopizza, la ensalada césar keto, los champiñones rellenos, el soufflé cielo, y muchas otras… haciendo un total de 11 recetas solo en esa sección.

Todo lo anterior fue diseñado con la finalidad de que puedas comenzar ya, y de una vez por todas, con un estilo de vida keto.

www.ingramcontent.com/pod-product-compliance
Lightning Source LLC
Chambersburg PA
CBHW031133020426
42333CB00012B/353